RAPPORT

FAIT A L'ACADÉMIE DES SCIENCES

SUR

UN MÉMOIRE DE M. LEROY-D'ÉTIOLLES,

RELATIF

A L'INSUFFLATION DU POUMON.

RAPPORT

FAIT A L'ACADÉMIE DES SCIENCES

SUR

UN MÉMOIRE DE M. LEROY-D'ÉTIOLLES,

RELATIF

A L'INSUFFLATION DU POUMON,

CONSIDÉRÉE COMME MOYEN
DE SECOURS A DONNER AUX PERSONNES NOYÉES OU ASPHYXIÉES.

PAR UNE COMMISSION COMPOSÉE DE

MM. DUMÉRIL ET MAGENDIE,

Suivi d'un Mémoire sur l'application du Galvanisme
aux hernies étranglées et étranglements internes.

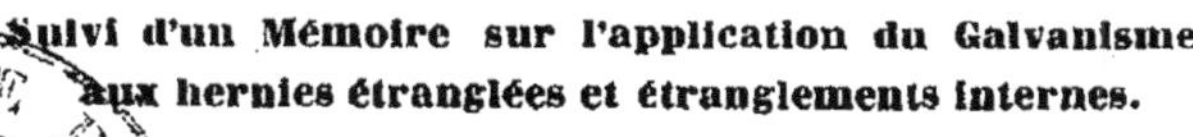

PARIS

CHEZ J.-B. BAILLÈRE, LIBRAIRE,

Rue de l'École-de-Médecine.

1842

Paris.—Typographie Lacrampe et Comp., rue Damiette, 2.

A

MESSIEURS LES MEMBRES

DE

L'ACADÉMIE DES SCIENCES.

Deux classes de candidats parmi les chirurgiens recherchent aujourd'hui l'honneur d'appartenir à l'Académie des Sciences; les uns consacrent leur vie à la découverte et au développement de faits plus ou moins importants, de vérités plus ou moins utiles; les autres, embrassant dans leurs écrits l'ensemble de la chirurgie, redisent son histoire, analysent ses progrès, et en facilitent l'intelligence. Déjà en possession de l'enseignement, ces savants scolastiques prétendent que seuls ils ont des droits aux places académiques, à l'exclusion des investigateurs, des hommes à idées, qu'ils pensent abaisser en leur appliquant l'épithète de *spécialistes*, réservant pour eux la qualification d'encyclopédistes; présomptueux, qui s'imaginent renouveler

Aristote, dans un siècle où plusieurs intelligences aussi vastes que celle de ce grand homme suffiraient à peine à enserrer, non pas toutes les connaissances humaines, mais seulement celles qui se rattachent à la médecine. Libre à ces Messieurs de conserver une persuasion qui flatte leur amour-propre ; quant à nous, cette qualification d'hommes spéciaux, nous l'acceptons volontiers, mais non pas avec la signification restreinte qu'ils y attachent. Comme eux, nous pensons que le savoir, l'érudition, doivent être d'un grand poids dans la balance ; mais nous ajoutons que les traités généraux et les compilations ne sont pas les seules preuves que l'on en puisse fournir ; qu'il convient d'appliquer aux nombreux et volumineux écrits, dont plusieurs se font un piédestal, cette maxime si sage : *Non numeranda, sed perpendenda.* Nous admettons en thèse générale que les concours et autres exercices gymnastiques de la mémoire conviennent à l'école et doivent y conduire ; mais nous pensons qu'il n'est pas indispensable, pour être un homme scientifique, d'occuper une de ces positions auxquelles on ne parvient qu'en s'exerçant à parler le plus longtemps possible sur la première question venue. Nous supposons que les véritables titres académiques sont les travaux originaux desquels résultent des notions, des applications nouvelles, des inventions ;

nous demandons enfin quel sera le lien, le centre d'action, le but des hommes qui se consacrent à ce genre d'études et de recherches, les seules dont les résultats soient durables, si les Académies leur sont fermées, si l'on en fait une succursale de l'école? Mais les connaissances générales! les vues d'ensemble! redisent sans cesse nos prétendus encyclopédistes. Eh! sans doute, elles sont indispensables; mais sur quel fondement et de quel droit prétendrait-on nous les refuser? Depuis quand la supériorité sur un ou plusieurs points de la science entraîne-t-elle comme conséquence l'ignorance du reste? Et quand il serait vrai qu'il y eût quelques hommes trop spéciaux auxquels ce reproche fût applicable, est-ce une raison pour étendre à tous une exclusion qui peut être méritée, mais dont nous ne sommes pas juges?

Après avoir parlé dans l'intérêt commun, qu'il me soit permis de hasarder quelques mots en faveur de ma propre cause. Je me suis borné à l'application de l'*urologie*, parce qu'elle absorbe tout le temps que je veux consacrer à la pratique, parce que, dans l'exercice de cette branche de l'art de guérir qui m'est devenue si familière, ma conscience se trouve à l'aise; mais, pour cela, je n'ai point circonscrit dans ce cercle mes investigations, et je crois pouvoir ajouter, profitant de la licence accordée aux candidats, qu'elles ont été parfois utiles.

Au premier rang de ces travaux, étrangers à ma spécialité *pratique*, viennent se placer les recherches sur l'asphyxie et son traitement; leur importance et leur exactitude sont établies dans un rapport fait à l'Académie des Sciences, que je vais reproduire. C'est par des arguments de cette sorte que je me propose de répondre aux dédaigneuses paroles de ceux qui se qualifient *les grands chirurgiens*.

RAPPORT

FAIT A L'ACADÉMIE DES SCIENCES

SUR

UN MÉMOIRE DE M. LEROY-D'ÉTIOLLES,

RELATIF

A L'INSUFFLATION DU POUMON,

considérée comme moyen de secours
à donner aux personnes noyées ou asphyxiées;

PAR UNE COMMISSION COMPOSÉE DE

MM. DUMÉRIL ET MAGENDIE, Rapporteur.

Nous avons été chargés, M. Duméril et moi, d'examiner un Mémoire de M. le docteur Leroy-d'Étiolles, sur l'asphyxie. Il y a déjà quelque temps que ce travail est entre nos mains; mais les recherches et les expériences auxquelles vos commissaires ont dû se livrer expliqueront à l'Académie le retard qu'ils ont mis à lui en rendre compte. Nous avons dû apporter d'autant plus d'attention à notre examen, et de scrupule dans nos vérifications, que si les faits annoncés par M. Leroy dans son Mémoire étaient exacts, il en résulterait cette grave conséquence, *qu'un des principaux moyens usités aujourd'hui pour rappeler à la vie les noyés et autres asphyxiés, serait dans le cas de causer directement la mort.*

De l'air atmosphérique, dit M. Leroy dans son Mémoire, poussé brusquement dans la trachée-artère de certains animaux, tels que lapins, renards, chèvres, moutons, etc., détermine une mort soudaine. D'autres animaux, au contraire, tels que le chien, résistent à cette insufflation brusque des poumons ; ils en ressentent toutefois pendant quelque temps une dyspnée très-forte, ils sont plus ou moins souffrants pendant plusieurs jours, mais ils finissent par se rétablir.

Ce fait, curieux et nouveau, sous le point de vue scientifique, a été constaté par vos commissaires ; nous avons vu des moutons, des chèvres, des renards, des lapins, mourir subitement après une insufflation d'air dans les poumons, lors même que cette insufflation était faite avec la bouche. Nous avons aussi vérifié que les chiens résistent à cette insufflation ; mais ces animaux en sont plus ou moins affectés.

Pour comprendre tout l'intérêt que vos commissaires ont attaché aux faits dont il vient d'être question, il faut se rappeler que l'injection de l'air dans les poumons est au nombre des moyens recommandés par les médecins pour rappeler à la vie les personnes asphyxiées. Les boîtes, qu'une administration prévoyante entretient dans les lieux opportuns, afin que les personnes blessées, noyées, ou asphyxiées, etc., y trouvent des secours efficaces, contiennent toutes des canules, des seringues et des soufflets, à l'aide desquels on doit pousser l'air dans les poumons des noyés. Certains auteurs recommandent même de pousser cet air avec beaucoup de force, afin, disent-ils, de désobstruer les voies aériennes, et, dans le cas où l'on se servirait de la bouche pour souffler dans les poumons de l'asphyxié, il faut avoir soin (et c'est notre savant confrère, M. Portal, qui donne ce conseil) de *choisir pour souffler l'air un individu fort et vigoureux*. Or, si l'homme se trouvait dans le

cas du mouton ou de la chèvre, sous le rapport du poumon, l'insufflation du poumon, mise le plus souvent en
pratique par des personnes étrangères à la médecine, ne
pourrait-elle pas, au lieu d'être un moyen de salut, devenir
un agent mortel ?

Vos commissaires ont regardé comme un devoir de cher-
cher à décider par des expériences une question qui touche
d'aussi près les intérêts de l'humanité.

Pour y parvenir, il fallait d'abord fixer d'une manière
positive quelle était la cause de la mort subite par l'effet
d'insufflation d'air dans le poumon.

En mettant dans cette recherche toute l'attention dont
nous sommes capables, voici ce que nous avons reconnu
conjointement avec M. Leroy.

Le plus souvent, l'air insufflé déchire le tissu délicat du
poumon, se répand dans la cavité de la plèvre, repousse et
presse le poumon vers la partie supérieure de la poitrine,
et s'oppose ainsi à l'accomplissement de la respiration ,
fonction sans laquelle la vie ne saurait subsister. La mort
arrive donc ici d'une manière analogue à celle qui suit les
plaies pénétrantes de poitrine, avec accès continu de l'air
extérieur dans la cavité des plèvres, je veux dire par défaut
d'expansion pulmonaire. A l'ouverture des cadavres des
animaux morts par suite d'insufflation, le diaphragme présente une tumeur élastique saillante dans l'abdomen, et si
l'on met à nu la plèvre, on voit que le poumon ne suit plus
les mouvements de la respiration, et qu'il est refoulé et immobile vers les premières côtes.

Pour nous assurer que l'épanchement de l'air dans la poitrine suffit pour produire la mort, le même fluide élastique
a été injecté dans la cavité des plèvres par une canule plon-
gée dans un espace intercostal ; l'animal a succombé comme
dans l'expérience précédente.

S'il était vrai que la mort arrive dans ce cas, ainsi que

nous le supposions, on devait pouvoir la prévenir en faisant, immédiatement après l'insufflation, une ponction aux parois thoraciques, afin de donner issue à l'air épanché dans la poitrine.

L'expérience a démontré que cette supposition n'était pas gratuite; les animaux que nous avons soumis à cette épreuve en ont été quittes pour ressentir pendant quelques heures une certaine gêne dans la respiration.

La mort ne reconnaît cependant pas toujours pour cause cet épanchement d'air; dans une expérience, ce fluide élastique fut trouvé sous forme de bulles dans tout le système sanguin; quelque déchirure des vaisseaux sanguins du poumon lui avait sans doute donné passage. Dans d'autres circonstances, peu nombreuses à la vérité, il nous a été impossible de nous rendre compte de la cessation de la vie.

Nous avons dit que les chiens ne succombent pas ordinairement à l'insufflation brusque, et qu'ils éprouvent seulement une gêne de la respiration. Nous avons cherché quelle peut être la cause de cette différence, et il nous a semblé qu'on pouvait la rapporter à la résistance plus grande du tissu pulmonaire de ces animaux, qui met un obstacle plus considérable à l'effort de l'air, et s'oppose ainsi avec avantage aux effets nuisibles de l'insufflation.

Recherchons maintenant quel est l'effet de l'insufflation sur l'homme aux différentes époques de la vie. Notre poumon se rapproche-t-il de celui des moutons ou des chèvres, ou bien jouit-il des avantages de celui du chien? Les expériences directes, qui seules seraient décisives, nous manquent, on le conçoit, pour résoudre cette question. Cependant M. Leroy nous a parlé d'un fait qu'il a tout lieu de croire exact, et dans lequel le hasard semble avoir démontré ce que l'expérimentation se garderait bien de tenter. Un jeune homme, en se jouant avec sa maîtresse, s'avisa de lui souffler brusquement dans la bouche, après lui avoir pincé le nez. Il s'ensuivit un sentiment de suffocation douloureuse qui dura plusieurs jours, et qui effraya singulièrement les acteurs d'une scène qui ne devait être que gaie.

A défaut d'expériences sur l'homme vivant, nous avons recherché si l'on pourrait produire sur le cadavre des phénomènes analogues à ceux que nous avions observés sur les animaux, et nous avons vu plusieurs fois l'insufflation, faite avec un tube introduit dans la trachée-artère par une incision, déterminer sur des cadavres d'adultes et de vieillards la rupture du tissu du poumon, et un épanchement d'air entre les plèvres costale et pulmonaire. Il est donc probable que, si l'insufflation avait été pratiquée pendant la vie, elle aurait, sur ces mêmes sujets, produit instantanément la mort.

La respiration de l'enfant naissant s'établit quelquefois avec difficulté ; l'enfant peut même être dans un état complet d'asphyxie en venant au monde. Ce cas est connu en médecine sous le nom d'*asphyxie des nouveau-nés*. On conseille, soit pour établir la respiration, soit pour remédier à l'asphyxie, de pratiquer l'insufflation pulmonaire, et des tubes ont été inventés à cet effet : on sent combien il était important d'examiner quelle influence peut avoir l'injection de l'air sur le poumon de l'enfant. Nous avons donc fait sur des cadavres de fœtus, et d'enfants ayant vécu seulement quelques heures, l'expérience que nous avions pratiquée sur des cadavres d'adultes ; mais l'air, poussé avec beaucoup de force dans la trachée-artère, ne produisit point d'épanchement dans la cavité de la plèvre ; quelques bulles apparaissaient seulement çà et là sous la plèvre pulmonaire. Cette différence de résultat paraît tenir à ce que le poumon de l'enfant, comme celui du chien, oppose une résistance assez grande pour ne point éprouver de rupture par l'effet de l'insufflation. En outre, nous avons reconnu qu'à poids égal, le poumon de l'enfant nouveau-né déplace moins de liquide que celui de l'adulte; que, par conséquent, sa densité est plus grande. Peut-être cette circonstance contribue-t-elle à rendre l'insufflation moins dangereuse pour les enfants nouveau-nés que pour les adultes. Cependant l'infiltration de l'air, qui a été plusieurs fois observée sous la plèvre pulmonaire, ne permet pas de la regarder comme tout à fait innocente.

Ainsi, des recherches cadavériques, des expériences sur les animaux, et l'observation même sur l'homme vivant, paraissent démontrer que l'insufflation du poumon, faite *sans ménagement*, peut donner la mort. Ce résultat est trop important et touche de trop près les intérêts de l'humanité, pour que nous n'y donnions pas toute notre attention.

Et d'abord, remarquons qu'il n'est pas ici question de mettre en doute l'utilité de l'insufflation du poumon dans le cas d'asphyxie. De temps immémorial, ce moyen a été employé avec le plus grand avantage. Il s'agit de la manière de le mettre en pratique. Faite doucement, soit avec la bouche, soit avec un soufflet, par des mains habiles, elle est sans doute l'un des principaux secours à donner aux asphyxiés; mais si, au lieu d'être poussé avec ménagement, l'air est introduit avec force et violence, comme des auteurs graves (1) le conseillent, c'est alors que ce moyen, si salutaire en lui-même, peut devenir funeste, et c'est ce qu'il importe de prévenir, en signalant les dangers attachés aux insufflations brusques et violentes. Sous ce rapport, il faut remarquer la différence qui existe entre l'insufflation faite avec la bouche, et celle que l'on exerce avec une canule introduite dans la glotte ou un soufflet et une seringue qui

---

(1) Desgranges, *Instructions sur les secours à donner aux personnes noyées;* 1795. (Monrho, Jonhson, etc.)

s'y adaptent; il est évident qu'en se servant de ce dernier procédé, on peut arriver promptement à déchirer le poumon, et par conséquent transformer en un instant une mort apparente en une mort réelle.

Cependant, envisagée sous le point de vue physiologique, l'insufflation avec le soufflet a une supériorité non douteuse sur celle qui se fait avec la bouche. L'air qu'elle porte dans les poumons est pur, et par conséquent préférable à celui qui a déjà servi à la respiration. Aussi, depuis que les médecins ont appris de la chimie pneumatique la décomposition que l'air atmosphérique subit dans les poumons, c'est-à-dire depuis une trentaine d'années, l'insufflation avec le soufflet a-t-elle été plus particulièrement recommandée et mise en usage.

Depuis cette époque, par une coïncidence digne de la plus sérieuse attention, les soins donnés aux noyés semblent avoir perdu de leur heureuse influence. C'est au moins ce qui existe à Paris :

			Retirés de l'eau.		Secourus.		Rappelés à la vie.
Année	1821	—	309	—	50	—	37.
Id.	1822	—	353	—	64	appr.	40.
Id.	1823	—	288	—	53	—	46.
Id.	1824	—	308	—	54	—	49.
Id.	1825	—	315	—	73	—	57.
Id.	1826	—	361	—	77	—	54.
			1834		368		283.

Il résulte du tableau ci-joint, et que nous devons à l'obligeance de M. le préfet de police, que, durant un espace de six ans, 1834 noyés ont été retirés de l'eau,

368 seulement ont reçu des secours,
283 sont revenus à la vie.

Si nous comparons ces résultats avec ceux que l'on obtenait il y a 60 ans, nous voyons avec surprise qu'alors le nombre des noyés rappelés à la vie était dans une proportion beaucoup plus considérable. Depuis 1772 jusqu'en 1788, l'échevin de Paris, Pia, fondateur et directeur des établissements de secours pour les asphyxiés, rappelait à la vie 813 noyés ou asphyxiés, sur un nombre de 934; c'est-à-dire qu'il sauvait les 8/9e, tandis qu'aujourd'hui, d'après les documents officiels, on ne rappelle à la vie que les deux tiers des individus auxquels on administre des secours, et que ces secours, un huitième seulement de la totalité des noyés les reçoivent. Hâtons-nous de dire que l'instruction actuellement jointe aux boîtes de secours à Paris, et qui est rédigée par MM. les membres du Conseil de salubrité, est en général fort sage en ce qui regarde l'insufflation du poumon ; mais le danger attaché à ce moyen n'y est pas et ne pouvait y être indiqué, puisqu'il n'était pas connu.

La conclusion la plus restreinte que l'on puisse tirer des données précédentes, c'est que l'introduction de l'insuf-flation du poumon, telle qu'on la pratique depuis quelque temps, parmi les secours à donner aux asphyxiés, n'a rien ajouté à leur efficacité, et qu'il ne serait pas impossible qu'elle eût diminué la probabilité du retour à la vie.

Mais, pour pouvoir fixer d'une manière positive l'utilité comparative des secours donnés aux asphyxiés, il faudrait que l'Administration fît recueillir les détails circonstanciés, d'une part, sur l'état des noyés ou asphyxiés, au moment où ils vont recevoir les secours; et, d'autre part, que les secouristes tinssent un compte minutieux des moyens qu'ils ont mis en usage, et des effets qu'ils ont obtenus; et si ces documents étaient imprimés et publiés, à l'exemple des tableaux de Pia, il serait possible, après quelques années, de se former des idées précises sur la valeur relative des divers secours administrés aux asphyxiés.

Revenons maintenant au Mémoire de M. Leroy, et achevons de vous en rendre compte. Ce médecin s'attache d'abord à faire disparaître les dangers qui peuvent accompagner l'insufflation. Persuadé qu'il ne suffit pas de dire que l'insufflation du poumon doit être faite avec prudence et ménagement, lorsque surtout elle est confiée à des matelots, à des mariniers et à des soldats, il s'efforce de mettre les appareils dans l'impossibilité de nuire ; il rend au soufflet la soupape de Hunter, dont on l'avait privé mal à propos ; il proportionne la quantité d'air injecté à la capacité de la poitrine aux différentes époques de la vie; il imagine un appareil pour rendre facile l'introduction de la canule dans la trachée-artère. Enfin, il adapte à son soufflet un calorifère d'un emploi facile, ainsi que l'avait déjà fait pour une pompe M. John Murray, mais par un autre procédé. Bientôt M. Leroy réfléchit que la poitrine et les poumons sont passifs dans la respiration artificielle, tandis que dans la respiration naturelle, c'est le thorax qui se dilate et aspire l'air. Pour mieux imiter le mécanisme de la respiration naturelle, M. Leroy imagine de porter des aiguilles déliées sur les attaches du diaphragme, et de faire traverser ce muscle par un courant galvanique. Chaque fois que le courant est établi, le diaphragme, agent principal de la respiration, se contracte, se redresse, refoule en bas les viscères abdominaux, et agrandit la poitrine dans laquelle s'introduit l'air. Lorsque le contact cesse, le diaphragme revient à sa position première, et l'expiration a lieu. Vos commissaires ont vu le jeu de la respiration s'effectuer de la sorte chez des animaux submergés, que la mort fût ou non complète; et, lorsqu'un trop long espace de temps ne s'était pas écoulé, lorsque, par exemple, la submersion avait duré un peu moins de cinq minutes, les animaux ont pu être plusieurs fois rappelés à la vie. Était-ce par l'effet du galvanisme ? cela est possible, mais il serait imprudent de l'affirmer; car, dans le même temps et les mêmes circonstances , on peut voir les animaux noyés revenir, sans qu'on leur porte aucun secours.

Un courant galvanique traversant le diaphragme et dé-terminant alternativement la contraction et le relâchement de ce muscle serait, sans contredit, un moyen rationnel de rétablir la respiration , s'il n'exigeait des connaissances et des appareils qui se rencontrent rarement, et s'il n'entraî-nait la perte d'un temps précieux. L'auteur a senti ces difficultés, et, changeant de moyens pour arriver plus sûre-ment au but, il propose , pour introduire l'air extérieur dans les poumons, un procédé des plus simples, qui n'exige aucun appareil, aucune instruction. Ce procédé consiste à mettre en jeu l'élasticité des côtes, de leurs cartilages et des parois abdominales, en faisant sur l'abdomen et le tho-rax des pressions modérées, auxquelles on fait succéder un temps de relâchement. Dans l'instant où les cavités thora-ciques et abdominales sont comprimées, l'air vicié que peut encore contenir le poumon est expulsé; la pression cessant, les côtes, le diaphragme, les parois abdominales revien-nent, par leur élasticité, à leur situation première, la poi-trine est agrandie dans ce mouvement, et l'air est aspiré. Par cette manœuvre, le sang stagnant dans les vaisseaux de l'abdomen et de la poitrine est mis en mouvement vers le cœur et le poumon, la contractilité du diaphragme mis en jeu se réveille, les contractions de ce muscle, rares et convulsives d'abord , deviennent bientôt plus rappro-chées, plus régulières, et la vie reparaît. Si l'on doutait que ces alternatives de pression et de repos fussent capables d'établir une respiration artificielle, on pourrait s'en con-vaincre, ainsi que l'a fait M. Leroy , en plaçant et fixant, par une ligature dans la trachée−artère d'un cadavre , un tube de verre recourbé, que l'on fait plonger par son autre extrémité dans un vase plein d'eau. Le liquide monte et descend dans le tube, obéissant aux alternatives de pression et de relâchement. Déjà, en Angleterre, il y a un peu moins d'un siècle, on exerçait des pressions sur le ventre des noyés. Thomas Clowe avait ainsi rappelé à la vie une petite fille que l'on avait retirée des eaux de la Tamise; et Maggioni, professeur de Padoue, ranima, par l'emploi de la chaleur et des frictions sur le ventre, un petit garçon qui était resté une demi-heure sous l'eau. Mais ces médecins, non plus que ceux de leur temps, n'avaient pas songé que ces frictions sur le ventre pouvaient, non-seulement favoriser la sortie de l'écume contenue dans les voies aériennes, mais encore produire artificiellement des mouvements respiratoires. Aussi cette pratique, n'étant pas en apparence étayée de raisons physiologiques, était tombée dans l'oubli. M. Leroy prétend même que l'on pourrait rapporter au procédé qu'il indique un bon nombre des heureux résultats que l'on attribue à l'insufflation du poumon; en effet, l'on peut assurer que souvent la canule laryngienne, dirigée par des mains ignorantes, et quelquefois même par des mains exercées, pénétra, non dans le larynx, mais dans le pharynx. L'air arrive, en conséquence, non dans le poumon, mais dans l'estomac, ce qui parfois est fort heureux, si l'on considère avec quelle force il est poussé. Mais l'injection de l'air n'est que le premier temps de cette manœuvre; le second temps, ou celui de l'expiration, doit succéder, et pour favoriser la sortie de l'air, le secouriste, ainsi que cela est indiqué dans l'instruction actuellement suivie, presse un instant l'abdomen et la poitrine, faisant alterner ce mouvement avec l'insufflation pour imiter le jeu de la respiration (1). L'on conçoit que

____

(1) « Entre chaque coup de soufflet, il est bon de presser légèrement la « poitrine et le bas-ventre, de bas en haut et des deux côtés, afin de solliciter l'action des poumons. » (*Instruction sur les secours à donner aux noyés, asphyxiés*, etc.)

ces alternatives de pression et de relâchement impriment à la poitrine un mouvement de soufflet, déterminent l'entrée et la sortie de l'air, et que de cette manière le procédé proposé par M. Leroy peut avoir été plus d'une fois mis en usage sans qu'on y ait songé, sans que l'on ait imaginé qu'il eût une part importante dans les résultats.

Une autre raison, non moins puissante, vient encore se joindre à celles dont nous avons parlé, pour rendre très-réservé dans l'emploi de l'insufflation du poumon. N'est-il pas permis de croire que, dans la majorité des cas, les individus qui ont séjourné sous l'eau pendant plus de cinq minutes, ne peuvent être rappelés à la vie qu'autant qu'ils ont été pris de syncope au moment de leur submersion ou peu de temps après? Si telle est la vérité, si l'on peut raisonnablement supposer que la plupart des individus que l'on a efficacement secourus auraient pu revenir à la vie sans aucun des moyens de traitement mis en usage, ne devra-t-on pas s'empresser de reconnaître que l'insufflation du poumon, qui a des dangers réels, ne doit pas être constamment employée? car ne pas nuire est sans doute le premier précepte de la médecine. Nous ne devons point oublier surtout que les premiers secours sont le plus souvent administrés aux noyés par des hommes du peuple, et qu'il importe de ne point placer entre leurs mains des procédés ou des appareils qui peuvent donner la mort.

Les conclusions de ce rapport, dont vos commissaires vous prieraient d'excuser la longueur s'il ne s'y agissait point d'un objet d'utilité publique, sont :

1° Qu'il serait à désirer que les instructions jointes aux boîtes de secours subissent quelques modifications, en ce qui regarde l'emploi de l'insufflation pulmonaire ;

2° Que cette insufflation peut, dans certains cas, être utilement remplacée par le moyen que propose M. Leroy, moyen qui n'est accompagné d'aucun danger, qui ne de—

mande aucune connaissance médicale, aucun appareil particulier, et qui n'entraîne aucune perte de temps ;

3° Enfin, que le Mémoire de M. le docteur Leroy mérite l'approbation de l'Académie. Nous avons l'honneur de vous proposer d'en ordonner l'impression dans le Recueil des savants étrangers.

Signé, DUMÉRIL, MAGENDIE, *rapporteurs.*

L'Académie adopte les conclusions de ce rapport.

Certifié conforme :

Le Secrétaire perpétuel, Conseiller d'état, Grand-Officier de l'ordre royal de la Légion-d'Honneur.

Baron CUVIER.

Seize années se sont écoulées depuis l'adoption par l'Académie du rapport qui précède, et cette épreuve du temps, fatale à tant de théories, tant d'inventions, n'a fait que confirmer l'exactitude des observations contenues dans le Mémoire et les conclusions du Rapport. Les instructions, jointes par les municipalités aux boîtes de secours, ont été modifiées d'après les préceptes adoptés par l'Académie ; des cours publics, dans lesquels ces préceptes sont développés, ont été officiellement institués dans les principales villes et ports de mer de France et d'Italie. Les médecins les plus distingués se sont chargés d'instruire les marins, les employés des ports de la douane, etc. , et de les exercer à l'administration des secours ; tous correspondent avec nous. A Paris, MM. Londe,

Plisson, Sanson et moi, avons entrepris cette tâche. De là résulte, dans le traitement de l'asphyxie, une harmonie qui n'avait point existé jusqu'à ce jour, et qui, nous l'espérons, pourra, par une statistique comparative, asseoir d'une manière fixe cette branche importante de l'art de guérir.

SUR

L'EMPLOI DU GALVANISME

DANS LES HERNIES ÉTRANGLÉES

ET LES ÉTRANGLEMENTS INTERNES,

Mémoire lu à l'Académie Royale de Médecine (1).

Extrait des Archives générales de Médecine,

C'est avec raison que les chirurgiens les plus habiles ont recommandé, dans les hernies étranglées, de ne point attendre trop longtemps pour pratiquer l'opération. Cependant, on ne doit en venir à ce moyen extrême qu'après avoir reconnu que toutes les tentatives de réduction sont inutiles, puisque l'on peut affirmer que plus de la moitié de ces hernies, qui d'abord avaient présenté des symptômes d'étranglement, ont pu être réduites sans qu'il fût nécessaire d'avoir recours à l'instrument tranchant.

Les moyens que l'on a proposés de tenter avant de pratiquer l'opération, sont : la situation du malade, dans laquelle les muscles et les aponévroses qui contribuent à

(1) Ce travail m'a paru, comme celui qui précède, de nature à infirmer la définition que les grands chirurgiens donnent du *spécialiste*. C'est pourquoi je vais le reproduire avec le rapport auquel il a donné lieu ; je continuerai ce mode d'argumentation.

déterminer l'étranglement se trouvent relâchés ; le taxis, ou la répulsion des viscères à travers les ouvertures qui leur ont donné passage, opérée par les mains du chirurgien ; la saignée, l'opium, les bains tièdes, les applications émollientes, froides ou tièdes, les affusions d'eau froide et les bains froids, les purgatifs, les lavements purgatifs et les lavements de tabac.

Le taxis est le plus efficace de tous ces moyens, surtout s'il est favorisé par la situation que l'on donne au malade, situation variable suivant l'espèce de hernie, et calculée d'après les connaissances anatomiques. Cependant les tentatives que l'on a faites pour replacer les viscères dans la cavité de l'abdomen, sont parfois inutiles, même lorsqu'au moyen des bains et de la saignée l'on s'est efforcé de produire une détente favorable. Employer des efforts violents, ou prolonger ces efforts, serait s'exposer à causer l'inflammation des parties étranglées et aggraver les accidents. Il vaut mieux alors avoir recours de suite aux autres moyens de réduction.

Les affusions froides et subites sur la tumeur, les cuisses et l'abdomen, ont produit quelquefois de bons effets, et l'on en trouve un exemple remarquable dans J.-L. Petit. Cependant on se contente aujourd'hui de faire sur la hernie elle-même des applications de glace ou de neige contenues dans une vessie. Le resserrement qui en résulte produit quelquefois, au bout d'une heure ou deux, la rentrée des viscères.

Les purgatifs administrés par la bouche ou par l'anus, en déterminant des contractions dans le tube digestif, ont souvent réussi à faire cesser des étranglements contre lesquels tous les autres moyens avaient échoué. Ils produisent surtout cet effet désirable sur les hernies par engouement, dans lesquelles l'étranglement est occasionné par une accumulation de matières fécales durcies. Mais les purgatifs n'agissent pas instantanément; ils ne peuvent (ce qu'il me paraît essentiel de noter) produire les mouvements péristaltiques des intestins qu'en déterminant une irritation plus ou moins vive, toujours dangereuse, quels que soient les résultats. Enfin, les purgatifs ne peuvent faire ressentir leur influence à l'anse d'intestin incarcérée, qu'après l'avoir exercée sur la portion qui est plus voisine de l'estomac : de là peut résulter une accumulation plus considérable de matières dans la hernie, et plus de gravité dans les symptômes. Celse avait dit avec raison, en parlant de ces médicaments : « *Id ducere aliquid in scrotum potest , educere ex eo non potest.* »

J'ai pensé qu'il existe un moyen capable de déterminer dans le tube digestif des contractions plus puissantes, plus promptes, plus générales que celles qui résultent de l'action des purgatifs, et cela, sans causer une irritation dangereuse : ce moyen, c'est le galvanisme. Déjà l'on avait reconnu qu'un courant galvanique, établi de la bouche à l'anus, peut produire, chez les animaux et chez l'homme, une purgation plus ou moins forte, mais je ne crois pas que l'on eût encore songé à tirer parti de cet agent dans les étranglements.

La théorie paraît ici tellement simple, tellement basée sur les connaissances physiques et physiologiques , que l'on pourrait s'étonner de ne pas la voir confirmée par l'expérience. J'ai fait quelques recherches pour parvenir à connaître les effets du galvanisme sur le tube intestinal, elles me paraissent de nature à faire espérer pour l'homme un moyen de guérison de plus ; cette croyance me détermine à les publier.

Première expérience. — Il s'agissait d'abord de savoir si un courant galvanique n'exerce pas sur le canal digestif une influence fâcheuse. J'ai reconnu que si l'on fait usage d'une pile à auge , composée de huit à douze couples d'un pouce et demi de diamètre, dans l'instant où le courant est établi de la langue à l'anus, une légère chaleur se fait sentir à l'une et à l'autre de ces parties ; l'œil perçoit par instants des lueurs légères ; bientôt des mouvements se font sentir dans l'abdomen ; aucune secousse générale n'est communiquée (ce qui ferait croire que la transmission du fluide galvanique à ce degré d'intensité a lieu, non par la voie la plus courte, mais en suivant les circonvolutions intestinales). Si l'on continue cette expérience pendant un quart d'heure, il en résulte une pesanteur sur le rectum et une ou deux évacuations alvines. Si l'on emploie de quinze à vingt-cinq paires, la langue et l'anus éprouvent le sentiment d'une chaleur telle que le contact ne peut être qu'instantané ; un éclair assez vif apparaît, et le corps entier éprouve une commotion légère, qui même n'est pas constante. A ce contact si court succèdent des mouvements intestinaux qui se prolongent pendant plusieurs minutes. Cet essai, répété pendant un quart d'heure, produit une purgation, et il n'en résulte aucune altération dans la santé. Si l'on renverse les poles, les résultats (ce qui paraîtra peut-être surprenant) sont absolument les mêmes.

Deuxième expérience. — Après avoir fait une incision aux parois de l'abdomen d'un lapin, ou mieux, d'un chien, si l'on tire au dehors une anse d'intestin, et que l'on établisse un courant produit par une pile de cinq à six couples, plaçant le pôle zinc dans la bouche et le pôle cuivre dans l'anus de l'animal, on voit un mouvement ondulatoire s'établir dans l'intestin, qui, auparavant, était immobile ; le corps entier n'éprouve point de commotion, et les fibres des muscles abdominaux mises à nu ne présentent point de contractions. Le mouvement péristaltique, déterminé par l'influence galvanique, continue pendant quelque temps après que le courant a été interrompu. Si l'on renverse les pôles, les phénomènes sont les mêmes.

Troisième expérience.— Si l'on place une ligature sur une portion d'intestin, les contractions sont moins fortes dans cette anse étranglée ; mais elles semblent plus énergiques dans les portions contiguës, et l'agitation qui en résulte tend à débarrasser l'intestin de la ligature.

Quatrième expérience. — Si l'on place un des conducteurs dans l'anus et l'autre sur l'anse mise à nu, on voit à l'instant l'intestin se contracter et se resserrer dans le point du contact.

Cinquième Expérience. — Si l'on place les deux conducteurs sur l'intestin, en face l'un de l'autre, la contraction et le resserrement sont plus puissants encore, et les matières contenues dans les viscères sont repoussées avec énergie en haut et en bas. Le même phénomène se reproduit lorsque l'on renouvelle un peu plus loin cette application, et l'on peut ainsi faire avancer avec rapidité les matières excrémentitielles ; l'anse intestinale est alors réduite à un volume beaucoup moindre, et demeure dans cet état pendant plusieurs minutes.

Sixième Expérience. — Si l'on embrasse une portion d'intestin contenant des matières fécales ou des gaz, dans une ligature simulant un étranglement, et que l'on renouvelle l'expérience précédente, la contraction se manifeste, et le viscère, réduit au tiers et même au cinquième de son volume primitif, peut traverser facilement la ligature qui l'étreignait auparavant.

Septième Expérience. — Si, au lieu d'embrasser dans une ligature une anse d'intestin, pour simuler les hernies inguinales ou crurales, on pince seulement un tiers ou une moitié de son diamètre, imitant ainsi les effets d'une hernie à travers les fibres éraillées des parois abdominales, on observe que l'intestin, aussitôt après le contact des fils, se resserre et s'échappe d'entre les doigts, lorsque la constriction qu'il éprouve n'est pas trop forte.

Huitième Expérience. — Si l'on ramène la peau sur l'intestin, et que l'on fasse pénétrer le galvanisme jusqu'à cet
organe, au moyen d'aiguilles à acupuncture, les choses se
passent comme lorsqu'il était à nu.

Neuvième Expérience. — Enfin, si, après avoir étranglé
par une ligature une anse d'intestin, on la replace dans
l'abdomen, dont on recoud les parois, on la retrouve encore, au bout de douze heures, sensible à l'influence galvanique.

Ces expériences, entreprises dans le but d'éclaircir autant de faits particuliers, m'autorisent, je pense, à établir
par prévision quelques inductions pratiques.

Dans l'iléus, maladie presque constamment mortelle,
contre laquelle la chirurgie ne fournit que des moyens
hasardeux et que rejette la prudence, on pourrait tenter,
pour faire cesser l'étranglement ou l'invagination, d'établir, de la bouche à l'anus, un courant galvanique produit
par dix, quinze ou vingt couples de deux pouces de diamètre.

Dans les hernies qui forment une tumeur apparente, on
pourrait encore établir un semblable courant de la bouche
à l'anus; mais, ainsi que l'expérience me l'a fait voir, on
peut rendre l'action du galvanisme bien plus énergique,
en appliquant les extrémités des conducteurs sur la tumeur, ou mieux, en pénétrant jusqu'à l'intestin au moyen
d'aiguilles à acupuncture.

Si l'on a pu traverser impunément le cœur, les poumons, les gros vaisseaux avec de semblables aiguilles, ce
serait à tort que l'on redouterait, dans cette circonstance,
une piqûre aussi légère. Cependant, on devrait prendre
garde de présenter les aiguilles obliquement, dans la
crainte que, venant à pénétrer dans l'intestin, cet organe,
en se contractant, ne tordît ou ne brisât leur pointe; après
avoir ainsi appliqué le galvanisme en deux ou trois endroits

de la tumeur, pendant deux ou trois minutes, on renouvellerait les tentatives de réduction, et, probablement alors, l'intestin contracté, réduit au tiers ou au quart de son volume, franchira l'ouverture qui l'étranglait, et rentrera dans l'abdomen. Je pense que l'on pourrait, avec quelque avantage, se servir de deux piles de quinze couples chacune, que l'on ferait agir simultanément ; il faudrait alors placer quatre aiguilles très-courtes et très-fines, que l'on ferait pénétrer jusqu'à la surface de l'intestin, les tenant parallèles à une petite distance l'une de l'autre.

C'est surtout dans la hernie par engouement que le galvanisme paraît devoir être avantageux. L'intestin, frappé d'atonie, ne peut se débarrasser des matières excrémentitielles, et se laisse distendre par elles. L'influence galvanique donnant à cet organe une énergie nouvelle, les matières fécales seront chassées hors de la tumeur, et les accidents ne tarderont pas à disparaître.

L'influence du galvanisme est nulle ou très-peu marquée sur le péritoine, tandis qu'elle se fait sentir énergiquement à l'intestin ; ne pourrait-il pas résulter de cette différence que l'intestin (à moins qu'il n'adhère à quelque partie du sac), rentrant dans l'abdomen avant l'enveloppe péritonéale, fût moins exposé aux étranglements secondaires produits par le col du sac ?

Ces considérations me portent à proposer l'emploi du galvanisme dans les hernies étranglées et les étranglements internes comme un moyen qui, plus puissant que plusieurs de ceux auxquels on a recours avant de pratiquer l'opération, est tout à fait sans danger, et n'entraîne point la perte d'un temps précieux.

Au mois de juin 1825, j'ai appliqué le galvanisme sur une dame qui présentait tous les symptômes d'un iléus, et à laquelle donnaient des soins deux praticiens du plus grand mérite, dont un est professeur à la Faculté de Médecine. Le premier essai fut fait avec une pile du Collége de France. Mais, comme les éléments avaient plus de six pouces de diamètre, la force physiologique était peu marquée et le sentiment de douleur extrêmement vif au point de contact : je cessai donc presque aussitôt. Le soir, m'étant procuré une autre pile à auge, dont les couples avaient un pouce et demi de diamètre, je fis une nouvelle tentative qui dura un quart d'heure, et fut suivie d'une selle muqueuse, résultat que n'avaient pu opérer jusqu'alors les lavements purgatifs, l'huile de ricin et l'énorme dose de 40 grains de calomélas. Cependant l'étranglement existait depuis dix jours ; il n'y avait que peu d'espoir de voir le galvanisme réussir dans une circonstance aussi désespérée ; on préféra ne point tourmenter la malade à ses derniers moments, et l'on en demeura là. La mort eut lieu le lendemain. Le cadavre ne fut point ouvert.

RAPPORT

Fait à l'Academie Royale de Médecine

SUR LE MÉMOIRE PRÉCÉDENT.

———

MESSIEURS ,

Vous avez entendu , dans une de vos dernières séances, un Mémoire que vous a lu M. Leroy-d'Étiolles , sur l'emploi du galvanisme dans les hernies étranglées et dans les invaginations intestinales, et vous avez chargé MM. Paul Dubois et Émery de vous en rendre compte. Avant M. Leroy, on avait essayé de produire des évacuations par le moyen du galvanisme ; mais nous n'avons trouvé nulle part l'application qu'en a faite l'auteur de ce Mémoire. M. Leroy a répété les expériences sur tout le canal digestif, pour pouvoir connaître positivement l'action de cet agent.

. . . . , ...

(Suit la reproduction des expériences citées dans le Mémoire.)

. . . .

Nous pensons que les expériences de M. Leroy, quoique n'étant point essentiellement nouvelles, puisque l'on sait depuis longtemps que l'intestin se contracte par l'influence électrique, sont intéressantes au point de vue sous lequel il les présente. Nous croyons que ce moyen , appliqué dès le commencement d'une hernie étranglée par engouement, pourrait, jusqu'à un certain point, aider la réduction, en le joignant à la position et à un taxis bien dirigé. Mais s'il est indubitable qu'on puisse sans inconvénient piquer un intestin sain , il n'est pas de même prouvé qu'on puisse impunément piquer un intestin très-enflammé, et y déterminer sans danger des contractions.

Ce Mémoire, très-bien fait, est écrit avec une modestie et un esprit de doute qui honorent son auteur. Vos commissaires vous proposent, en conséquence, d'engager M. Leroy à continuer ses recherches, et de déposer honorablement son travail aux archives ; et comme ils croient que ce Mémoire, et ceux que vous a déjà présentés cet honorable médecin, joints à différents écrits dont il est auteur, lui donnent des droits à votre bienveillance, ils vous engagent à le porter sur la liste des candidats aux places d'adjoints résidants de l'Académie Royale de Médecine vacantes dans votre section.

Signé : P. DUBOIS ET ÉMERY, Rapporteur.

Le Secrétaire perpétuel certifie que ce qui précède est extrait du procès-verbal de la séance de la section de chirurgie du 25 mai 1826.

Paris, le 8 août 1826.

E. PARISET.

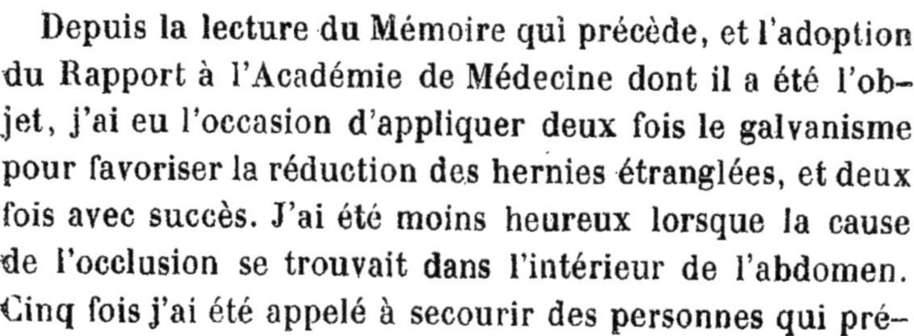

Depuis la lecture du Mémoire qui précède, et l'adoption du Rapport à l'Académie de Médecine dont il a été l'objet, j'ai eu l'occasion d'appliquer deux fois le galvanisme pour favoriser la réduction des hernies étranglées, et deux fois avec succès. J'ai été moins heureux lorsque la cause de l'occlusion se trouvait dans l'intérieur de l'abdomen. Cinq fois j'ai été appelé à secourir des personnes qui présentaient les symptômes d'un étranglement interne, mais deux étaient *in extremis ;* deux avaient, non pas des invaginations, mais des rétrécissements organiques et des occlusions de l'intestin. Chez l'un de ces derniers, pour lequel m'avait mandé M. Guersant, une vertèbre de poulet s'était arrêtée sur un point rétréci de l'intestin , et de la graine de moutarde, dont le malade faisait habituellement usage comme purgatif, s'étant accumulée en ce point, avait achevé d'oblitérer le canal. On conçoit qu'en de telles circonstances le galvanisme devait demeurer impuissant ; il en fut de même pour le célébre tragédien Talma, qui avait un caréinome du gros intestin.

Si les étranglements internes ne sont pas très-communs, les hernies étranglées sont fréquentes ; et pourtant le galvanisme, que tout le monde s'accorde à trouver rationnel, n'a été, je crois, mis en usage que dans les deux cas que j'ai cités plus haut. Voici ce qu'en dit M. Velpeau :
« L'électro-puncture , dont M. Leroy-d'Étiolles a fait des
« essais sur des chiens, n'a pas encore été, que je sache,
« appliquée à l'homme. La théorie indique que les cou-
« rants ou la décharge d'une pile un peu forte, ainsi diri-
« gés, sont de nature à faire naître dans les viscères dé-
« placés assez de mouvement pour que leur rentrée dans
« le ventre en soit quelquefois la suite. C'est à l'expérience
« de confirmer de telles présomptions. Après tout , *la res-*
« *source est facile à tenter ,* d'autant plus qu'au lieu de
« l'électro-puncture, on pourrait s'en tenir à l'application
« d'un simple cercle électrique dépourvu d'aiguille. »
M. Velpeau écrivait ces lignes en 1832, dans la première édition de sa *Médecine opératoire ;* il les a reproduites mot pour mot en 1839, dans sa seconde édition. Pendant les sept années qui se sont écoulées entre ces deux époques, il a opéré bon nombre de hernies dans son hôpital, et pourtant il n'a pas essayé l'application d'un moyen qu'il consi-

dérait comme capable de soustraire ses malades à la douleur et aux dangers que l'opération allait leur faire courir. En eût-il été de même si le procédé avait été imaginé par M. Velpeau? Quant au simple cercle électrique proposé à la place de l'électro-puncture, j'avoue ne pas bien comprendre la pensée du professeur. Ce cercle sera-t-il établi de la bouche à l'anus? mais alors c'est, comme on a pu voir, un des modes d'application indiqués par moi. M. Velpeau veut-il appliquer les conducteurs sur la tumeur? mais il oublie que l'épiderme est un isolant, et que, pour avoir une transmission directe aux parties sous-jacentes, il faudrait l'enlever par un vésicatoire, ce qui rendrait impossible la reprise du taxis ; mieux vaut donc encore porter le galvanisme sans intermédiaire jusque sur l'intestin avec les aiguilles.

Je crois aussi devoir relever ce que dit M. Velpeau relativement à la force du courant : si, faisant usage, comme il le veut, d'*une pile un peu forte*, on agissait par acupuncture, il n'y aurait pas d'inconvénient, parce que l'aiguille ne peut donner passage qu'à une somme d'électricité proportionnée à son volume ; mais si l'on employait d'autres conducteurs, par exemple, pour diriger le courant de la bouche à l'anus, une forte pile non-seulement donnerait lieu à de vives douleurs, mais encore elle produirait des escarres sur les parties touchées. Dix à quinze couples, de neuf à dix centimètres, suffisent pour produire des contractions.

Pour rendre plus efficace l'action du galvanisme, je songeais que l'on pourrait aussi le diriger sur les fibres médianes du grand oblique, plaçant pour un instant un des conducteurs vers la dernière fausse côte, et l'autre vers le centre de l'anneau, afin d'agrandir cette ouverture, pendant que le taxis ou le galvanisme repousseraient l'intestin du dehors en dedans ; je me proposais de faire quel-

ques expériences en ce sens, lorsque l'anarchie s'est introduite au milieu des opinions sur le mode de production
de l'étranglement : tandis que M. Guérin, dans la persuasion où il est que l'anneau produit seul la constriction,
propose d'en faire la section par la méthode sous-cutanée,
M. Malgaigne affirme que le collet du sac étrangle seul, et
que l'anneau aponévrotique n'y est pour rien. Sans doute
que le vrai se trouve entre ces deux opinions extrêmes, et
que l'étranglement est produit tantôt par l'anneau, d'autres
fois par le col du sac, et plus souvent par tous deux.

Messieurs les commissaires de l'Académie de Médecine,
tout en approuvant au fond l'emploi du galvanisme dans le
traitement des étranglements intestinaux, ont exprimé la
crainte que le galvanisme fût dangereux, appliqué à des
organes enflammés. Cette crainte est hypothétique, et nul-
lement basée sur des faits ; mais, eût-elle quelque réalité,
je redouterais moins encore d'employer le galvanisme que
de pratiquer le taxis avec la violence que l'on y apporte
depuis quelques années.

Avant de clore cette annotation, je veux parler d'un
moyen qui me paraît devoir favoriser la réduction. Le
collapsus, déterminé par les lavements de tabac, a parfois
été suivi de la rentrée des intestins dans l'abdomen ; mais
on redoute le narcotisme qui les accompagne. Le mal de
mer produit, comme on le sait, un collapsus, un relâchement général des tissus plus complet encore, sans avoir le
danger que l'on reproche au tabac : mais comment provo-
voquer le mal de mer? Nous avons pour cela deux
moyens : le balancement et la rotation. La balançoire agi-
rait très-lentement sur quelques personnes, tandis que le
tournoiement serait d'un effet plus prompt et plus sûr :
mais comme les malades, dans l'état de souffrance où ils
se trouvent, ne pourraient se livrer à l'exercice qu'accom-
plissent chaque jour certains derviches turcs, il convien-

drait d'imprimer artificiellement à leur corps ce mouvement de rotation rapide. Il existe un fauteuil monté sur pivot, très-propre à cet usage. Il a été imaginé comme moyen de répression des aliénés, principalement pour abattre les accès de manie furieuse. On ne pourrait imaginer, sans l'avoir vu, combien promptement on détermine ainsi le collapsus, et quelle résolution, quel relâchement des tissus, produit la rotation : pourtant on y a renoncé, de même qu'à la douche froide. Mais le fauteuil rotatoire, qui est devenu dans les maisons d'aliénés un objet de curiosité, qui était tombé tout d'abord dans le domaine de l'histoire de l'art, ne pourrait-il pas être utilement transporté dans les hôpitaux destinés à la pratique de la chirurgie? La hernie **étranglée et les** étranglements **ne** seraient pas les seuls cas auxquels il conviendrait : les luxations anciennes, contre lesquelles les poulies, les moufles, les treuils et autres puissants moyens de traction viennent échouer, dans lesquelles nous voyons les muscles et la peau se rompre plutôt que de s'allonger, ne pourraient-elle pas être plus facilement réduites après la rotation? les ankyloses sans soudure, le terrible tétanos lui-même peut-être... Mais refrénons cette impatience de suppositions, et bornons-nous à des probabilités plus prochaines. J'ai fait exécuter un fauteuil rotatoire d'après celui qui existe dans la maison d'aliénés de **MM. Falret et Voisin**; par quelques modifications, je l'ai rendu portatif; je le tiens à la disposition de ceux de mes confrères qui, avant d'en venir à notre *ultima ratio*, le bistouri, voudraient y avoir recours.